AF611052

Docteur Maurice LEBEUF
DE L'UNIVERSITÉ DE PARIS
ANCIEN INTERNE
de la *Maison de Secours pour les Blessés de l'Industrie de Lille*
et de l'Hôpital St-Louis de Boulogne-sur-Mer.

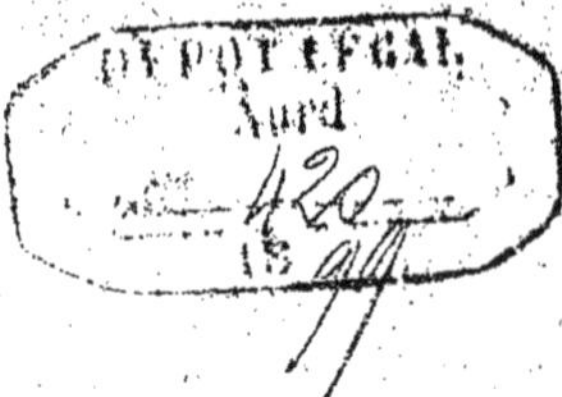

TRAITEMENT

DE

LA MALADIE DE LITTLE

PAR LE

MASSAGE

ET LA

MOBILISATION

MERVILLE (NORD)
IMPRIMERIE ÉMILE DOUVRIN, RUE CROISÉE, 11

1899

TRAITEMENT DE LA MALADIE DE LITTLE

par le Massage et la Mobilisation

Docteur Maurice LEBEUF
DE L'UNIVERSITÉ DE PARIS
ANCIEN INTERNE
de la Maison de Secours pour les Blessés de l'Industrie
de Lille
et de l'Hôpital St-Louis de Boulogne-sur-Mer.

TRAITEMENT

DE

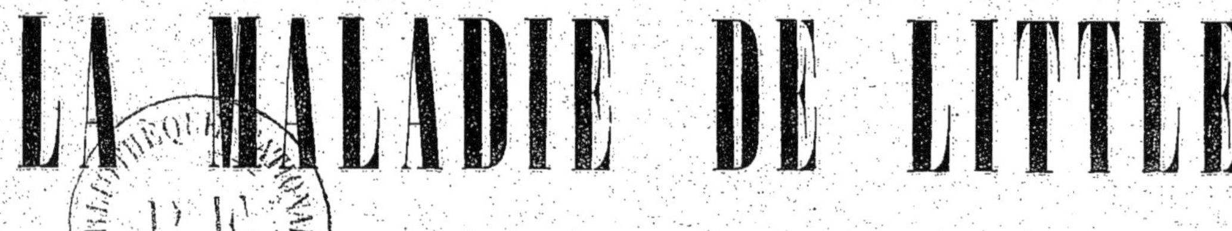

LA MALADIE DE LITTLE

PAR LE

MASSAGE

ET LA

MOBILISATION

MERVILLE (NORD)
IMPRIMERIE ÉMILE DOUVRIN, RUE CROISÉE, 11

1899

A LA MÉMOIRE DE MON PÈRE

A MA MÈRE

Faible témoignage d'amour filial.

A M. LE PROFESSEUR GUERMONPREZ

Membre correspondant de la Société de Chirurgie de Paris.

A MON AMI M. LE DOCTEUR DOUVRIN

Chirurgien

de l'Institut Orthopédique de Canteleu-Lille.

A mes Maîtres de la Faculté libre de Lille.

A M. le Docteur OVION.

A MM. les Docteurs GROS, AIGRE & DUTERTRE

A mes Maîtres dans les Hôpitaux de Paris.

A mon Président de Thèse

M. LE PROFESSEUR BRISSAUD

Médecin des Hôpitaux de Paris

Membre de l'Académie de Médecine

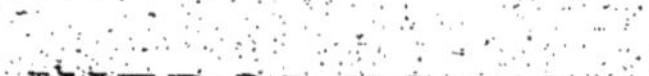

INTRODUCTION

Grâce à nos relations amicales avec M. le Docteur Douvrin, il nous a été donné d'observer une façon scientifique d'appliquer le massage et la mobilisation au traitement de la maladie de Little. Les résultats manifestes obtenus par cette méthode étaient bien de nature à fixer notre attention. On est trop souvent tenté d'abandonner à leur triste sort des infortunés qui ne sont qu'impotents et non pas infirmes.

Les malades de Little sont dans cette catégorie. Alors que l'infirmité est définitive et irrémédiable, l'impotence est susceptible de guérir, ou tout au moins de s'atténuer notablement par un traitement approprié.

Si le traitement n'est pas appliqué, l'impotence tend à s'aggraver : tout organe réduit à l'inertie est fatalement voué à une diminution croissante de valeur fonctionnelle. — De même que la fonction « fait l'organe », la suspension de la fonction annihile progressivement l'organe lui-même.

Le remède à l'impotence se trouve donc dans la mise en activité des organes qui en sont atteints : c'est ce que fait le médecin-orthopédiste, qui applique à la maladie de Little le traitement kinésithérapique.

Tels sont les motifs qui nous ont déterminé à faire de cette question, encore presque nouvelle, le sujet de notre thèse inaugurale.

Avant d'entrer en matière, nous ne voulons pas laisser passer l'occasion qui nous est offerte de témoigner publiquement notre vive reconnaissance à tous nos maîtres de l'Université libre de Lille et à ceux des hôpitaux de Paris et de Boulogne-sur-mer. Nous aurons un merci spécial pour M. le docteur Ovion et pour MM. les docteurs Gros, Aigre et Dutertre, avec lesquels nous avons été en précieuses relations pendant notre internat à l'Hôpital St-Louis. Nous avons, enfin, le devoir de dire notre respectueuse affection à notre maître M. le Professeur Guermonprez. Pendant notre internat à la Maison de Secours pour les Blessés de l'Industrie, il a mis à notre entière disposition l'expérience que lui a donnée sa longue pratique de la Chirurgie des établissements industriels. Il a bien voulu encourager l'idée que nous avions d'étudier dans notre thèse le traitement de la maladie de Little par le massage et la mobilisation. Nous lui devons donc un témoignage spécial de reconnaissance. Nous adressons le même témoignage de gratitude à M. le docteur Camille Douvrin, auquel nous sommes redevable des documents cliniques qui servent de base à notre travail.

M. le Professeur Brissaud nous a fait l'honneur d'accepter la présidence de notre thèse : qu'il veuille bien en agréer nos sincères remerciements.

CHAPITRE Ier

Traitement de la Maladie de Little

par le Massage et la Mobilisation.

§ I. — Définition.

Les auteurs ne sont pas d'accord sur la définition à donner de la maladie de Little. D'après M. le Professeur Brissaud, c'est « une paralysie spasmodique congénitale des quatre membres, plus prononcée aux membres inférieurs, appartenant en propre aux enfants nés avant terme ; caractérisée par l'état spasmodique plus que par la paralysie ; ne se compliquant jamais ni de phénomènes convulsifs, ni de troubles intellectuels, et susceptible sinon d'une guérison complète, du moins d'une amélioration progressive. » *(Semaine médicale, Paris, 1894).*

Au point de vue du mode spécial de traitement qui sera décrit plus loin, on peut distinguer trois formes de la maladie :

1° — Contracture paraplégique,
2° — Contracture quadriplégique,
3° — Contracture accompagnée d'infériorité intellectuelle.

La première forme est la plus favorable au point de vue du résultat à attendre du traitement. La dernière est au contraire très défavorable, les malades restant dans ces cas complètement passifs et se montrant même rebelles à toute intervention.

§ II. — Quand faut-il commencer le traitement ?

Des recherches de Redard sur ce point, il résulte que les muscles sont surtout atteints de contracture spasmodique, sans présenter, au début, de lésions anatomiques.

La réaction à l'électricité est normale ou exagérée. Les signes d'atrophie n'apparaissent que tardivement. La rétraction musculaire ne s'établit que lorsque les membres ont été longtemps abandonnés dans une attitude vicieuse.

Il importe donc de commencer le traitement le plus tôt possible, d'autant plus que les améliorations spontanées sont relativement rares.

§ III. — Indications thérapeutiques.

Evidemment les formes et la répétition des interventions varieront d'après la gravité des cas, la nature des difformités, le degré d'accoutumance au traitement. Le but poursuivi est le plus souvent de permettre au malade la marche dans les meilleures conditions possibles et de lui rendre l'usage complet des membres supérieurs quand ils sont atteints.

Quant aux sujets qui présentent des troubles intellectuels concomitants, une éducation persévérante et bien conduite amène parfois des ré-résultats remarquables et inattendus (Comby). L'expérience semble même prouver que cette perfectibilité de l'intelligence est secondée par le massage et la kinésithérapie.

§ IV. — Massage.

Il est clair que les massages et les frictions sont de nature à activer singulièrement l'action du système capillaire de la peau et des tissus sous-jacents, et partant, les phénomènes de la nutrition. Le massage combat donc l'atrophie et les rétractions fibro-tendineuses. Il assouplit la peau et le tissu cellulaire sous-jacent. Il calme au bout de quelques minutes l'hyperexcitabilité des muscles, qu'il fatigue, et agit ainsi efficacement contre la contracture.

Ce n'est pas ici le lieu de parler longuement des effets du massage général sur la calorification, la circulation, l'excrétion de l'urée, qui s'augmente notablement (de 26 grammes 10, moyenne, à 32 grammes 39, moyenne, expériences de G. Berne). L'infériorité des malades de Little au point de vue de l'état général sera combattue par cette action bienfaisante du massage.

Dans les cas de paraplégie spasmodique, on pourra se contenter de masser les membres inférieurs dans leur totalité. Les frictions, d'abord peu intenses pour obtenir l'accoutumance du malade, iront en s'accentuant jusqu'à un véritable pétrissage, non seulement des muscles contracturés, mais aussi de leurs antagonistes, pour les fortifier. On agira de même pour les membres supérieurs lorsqu'il y aura lieu.

La durée du massage pourra varier de huit à quinze minutes approximativement.

§ V. — Mobilisation.

Au point de vue pratique, il ne sera peut-être pas superflu de décrire ici les divers mouvements passifs qui nous paraissent donner les meilleurs résultats. Nous le ferons rapidement.

Mouvements Passifs du Membre Inférieur.

On se servira pour ces mouvements d'une table analogue à celle que les gymnastes suédois dénomment le « plint élevé ». C'est une table rectangulaire, longue d'environ 1 m. 80, large de 0 m. 50 recouverte de toile cirée rembourrée légèrement d'étoupe, et dont les pieds, solides, sont réunis par des barres transversales. Ces pieds s'enchassent exactement aux deux extrémités dans les angles d'une barre de fer dont les bouts sont recourbés et qui est fixée solidement au parquet.

A. — *Mouvements d'extension et d'abduction de la cuisse.*

Le patient est placé dans le décubitus ventral. A l'une des extrémités de la table, un aide le soutient au-dessous des épaules par la partie supérieure du thorax, et fait la contre-extension. Le membre inférieur à mobiliser et la moitié du tronc qui y correspond, portent à faux.

Supposons qu'il s'agisse du côté droit. Un second aide se place au niveau de la hanche qu'il soutient : la main gauche placée dans l'aine, le pouce sur le trochanter ; la main droite, sur la fesse.

En face de l'opérateur, un troisième aide maintient la jambe congénère étendue sur le bord de la table.

L'opérateur placé du côté du membre à mobiliser le saisit dans le bras gauche, au-dessus du pied, pendant que la main droite, dont la face palmaire regarde en dehors, saisit la cuisse un peu au dessus du genou. Dans ces conditions, il exerce des mouvements de flexion et d'extension forcée alternativement, dans le but de vaincre la contracture des fléchisseurs de la cuisse sur le bassin. Puis, contre la contracture des adducteurs, il exerce des mouvements d'abduction accompagnés de circumduction, le tout sans brusquerie, d'une manière lente et soutenue. Nous insistons sur l'utilité de ce dernier mouvement, car l'enchevêtrement des jambes causé par la contracture des adducteurs paraît être le principal obstacle à la marche.

Les mêmes mouvements sont alors imprimés au membre congénère, dans les mêmes conditions avec bien entendu, la transposition nécessaire des aides et des mains.

B. — *Mouvements d'extension de la jambe sur la cuisse.*

Le patient est ramené sur le milieu de la table, toujours maintenu par les aides, dans le décubitus ventral. On place l'une des deux mains sous le genou, pendant que l'autre saisit la plante du pied. On fait alors subir au membre des mouvements de flexion et d'extension forcée pour lutter contre la contracture des fléchisseurs de la jambe sur la cuisse.

Il est inutile de faire remarquer que tous les mouvements que nous venons de décrire peuvent être exécutés, le malade étant placé dans le décubitus dorsal, si cette dernière attitude est plus facilement supportée.

C. — *Mouvements du pied.*

Le pied étant dans la grande majorité des cas déformé en varus équin, la mobilisation agira dans le sens opposé à la déviation. Le patient est assis sur le bord de la table et maintenu par deux aides : l'un d'eux maintient le corps et le membre congénère, l'autre soutient la jambe, dont l'articulation tibio-tarsienne est mobilisée. L'opérateur saisit le pied à pleine main, par l'extrémité, au niveau du talon antérieur. Les doigts de l'autre main embrassent le pied derrière le talon pendant que la paume appuie sur la saillie formée par les os du taser subluxés. Dans ces conditions, l'opérateur exerce des mouvements énergiques de redressement en abduction, flexion et rotation en dehors. Il lutte ainsi contre la déformation et contre la contracture des muscles qui en sont la cause.

Dans certains cas, la déformation est assez ancienne, le pied ne se redresse que difficilement. Il peut être alors utile de le maintenir pendant quelque temps en bonne position, par un appareil le moins compliqué possible.

On peut se servir dans ce cas de trois attelles dont une plantaire et deux latérales. Ces attelles « habillées » de toile, sont appliquées et maintenues par une bande roulée, les premiers tours de spire recouvrant directement la peau pour la protéger. On interpose du reste une légère couche d'ouate là où la chose est jugée utile. Lorsque l'appareil est fixé, on passe un fil qui rattache solidement les tours de bandes aux attelles, grâce au revêtement de toile traversé par l'aiguille au moment de la couture.

Au début du traitement d'un pied bot dans une maladie de Little, il sera souvent indiqué de changer l'appareil tous les 3 ou 4 jours. On renouvellera à chaque fois le massage et les mouvements. Au bout d'un temps variable suivant les cas, on enlève les attelles et l'on se contente d'une bande roulée de manière à maintenir le pied redressé dans la position normale. Le massage et la mobilisation deviennent alors plus fréquents : une séance de dix minutes environ tous les deux jours.

Quand le redressement paraît suffisant, on supprime la bande et l'on continue les séances de massage et de mobilisation, en les répétant plus ou moins fréquemment, suivant l'endurance des malades.

§ VI. — Durée et répétition des interventions.

On vient de voir d'une façon approximative dans quelle mesure le massage et la mobilisation pourront être employés contre les déformations du pied.

L'expérience semble démontrer que des séances semi-quotidiennes suffisent en général pour le bon effet du traitement sur le membre entier. On ne répétera les interventions plus fréquemment que dans le cas où la fatigue des malades et leur nervosité toute spéciale, n'y mettront pas d'obstacle. Dans le cas contraire, il pourra être parfois utile de cesser le traitement pendant huit ou même quinze jours, par exemple.

La séance de massage durera environ une dizaine de minutes. Les mouvements forcés seront répétés dix, vingt ou trente fois pour l'articulation coxale, vingt à cinquante fois pour les autres articulations. Il est difficile, du reste, d'établir une règle précise à cet égard.

§ VII. — Appareils.

Les appareils seront parfois d'utiles adjuvants du traitement kinésithérapique, en particulier au début. Plus ils seront simples, meilleurs ils seront. Nous avons parlé d'un appareil de contention que l'on peut employer dans le cas de pied bot. D'autres pourront préférer un appareil plâtré et l'étendront même à la totalité du membre. Il sera parfois utile au début du traitement d'appliquer pendant quelque temps une attelle postérieure qui maintient la jambe dans une rectitude relative. Cette attelle lutte ainsi contre la contracture des fléchisseurs de la jambe sur la cuisse. Contre la contracture des adducteurs, Redard et Bezançon font des exercices d'écartement des cuisses, en maintenant pendant un certain temps, à l'aide d'une planche de bois entre les genoux et les malléoles, une abduction maximum.

§ VIII. — Éducation des muscles.

Nous n'avons parlé jusqu'ici que des mouvements passifs. Au bout de quelque temps, on recommandera au malade de contribuer par son effort personnel aux mouvements imprimés à son membre. On fera ensuite alterner les mouvements passifs avec des mouvements actifs. On apprend aussi au sujet à coordonner les mouvements, à placer la jambe en bonne position et à s'en servir pour la marche. Les jeunes enfants qui n'ont jamais marché seront soutenus sous les épaules et on les aidera à progresser, en leur indiquant les mouvements qu'ils doivent faire. On se servira aussi avantageusement du chariot flamand. Dans le même ordre d'idées et pour les enfants plus âgés, deux grands bâtons tenus à la façon des « alpen-stock », qui les forceront à redresser le tronc en le soutenant, dans la marche, seront réellement utiles.

Il faudra le plus possible éviter l'emploi des béquilles, à cause des accidents de compression nerveuse et vasculaire (paralysie, atrophie) qui leur sont souvent imputables, et aussi à cause de l'attitude très défavorable au point de vue respiratoire, que prennent les malades qui s'en servent.

Redard recommande la suspension verticale pendant la marche : une poulie fixée à l'anneau de l'axe métallique de l'appareil à suspension ordinaire et glissant sur une longue corde horizontale, permet au malade, qui n'a plus le poids de son corps à porter, de se déplacer en appuyant les pieds sur le sol. On indique au sujet les mouvements rythmiques qu'il doit faire avec les membres inférieurs.

§ IX. — Ténotomies.

Il pourra être parfois utile de pratiquer la ténotomie. Il est prudent néanmoins de ne pas se presser d'opérer et d'attendre d'abord le résultat des premières interventions du traitement kinésithérapique. En tous cas, les ténotomies ou myotomies sous-cutanées ou à ciel ouvert, seront suivies à la plus brève échéance possible du massage et de la mobilisation. Suivant les recommandations de Charcot et de Gowers, on ne devra les appliquer que dans les cas de rétraction fibreuse.

§ X. — Transplantation des tendons.

Eulenburg a conseillé de tenter par des greffes tendineuses de répartir plus également l'influx nerveux sur les deux groupes des péroniers latéraux et des muscles du tendon d'Achille. Nous n'avons pas eu l'occasion de voir cette opération,

Dans la séance du 29 Mai 1899, M. Wallenstein a fait à la société médicale de Cologne une communication à ce sujet. Nous reproduisons son observation.

OBSERVATION I

Il s'agit d'un garçon âgé de 6 ans, né à terme, à l'état d'asphyxie avancé, après un accouchement laborieux. Il se développa normalement jusqu'à l'âge de 7 mois, époque à laquelle on constata que l'enfant ne remuait pas son bras gauche. A 1 an, il commença à loucher. Il commença à parler à l'âge de 2 ans, mais très difficilement et sans faire de progrès, en ce sens que le nombre des mots dont il se servait était très limité. Quand on a voulu lui apprendre à marcher on constata que ses pieds se tournaient en dedans et que l'enfant ne pouvait mettre un pied devant l'autre. Il n'a jamais pu courir.

Lorsque M. Wallenstein vit le malade en 1898, il le trouva dans l'état suivant :

L'enfant avait toujours la bouche ouverte. Il existait un strabisme convergent, mais l'innervation du facial était normale. Les muscles du membre supérieur gauche se trouvaient dans un état de contracture spasmodique : le bras était appliqué contre le thorax, le coude fléchi, la main animée des mouvements athétosiques. Rien du côté du bras droit.

La raideur spasmodique était très accentuée au niveau des deux membres inférieurs, mais du côté gauche il existait encore un certain degré de parésie.

L'enfant ne pouvait marcher sans appui. Pendant la

marche, les pieds se tournaient en dedans et les cuisses exécutaient le même mouvement, les genoux se trouvaient appliqués l'un contre l'autre. Les pieds n'étaient pas soulevés, mais glissaient sur le sol.

Les réflexes tendineux et musculaires étaient exagérés au niveau des 4 membres. Pas de troubles de la sensibilité ; pas de troubles du côté de la vessie et du rectum. Rien du côté des organes internes.

Il s'agissait donc de la forme de paralysie cérébrale spasmodique désignée sous le nom de maladie de Little.

La transplantation tendineuse a été faite dans ce cas de la façon suivante :

Le tendon d'Achille a été mis, de chaque côté, à nu et divisé par une incision longitudinale. La moitié externe du tendon fut ensuite introduite dans une boutonnière faite au tendon commun du long et du court péroniers et suturée aux lèvres de la boutonnière. La plaie une fois réunie, les pieds, auxquels on avait donné la position de « valgus », furent mis, chacun, dans un appareil plâtré. Du côté gauche, on pratiqua encore la ténotomie du biceps, du demi-tendineux et du demi-membraneux, et, 15 jours plus tard, la section de la moitié interne du tendon d'Achille.

Les suites opératoires furent simples, et 6 semaines plus tard, les appareils plâtrés ont pu être retirés.

Les résultats fonctionnels de l'opération ont été très satisfaisants. Actuellement l'enfant peut marcher sans appui. Toutefois la marche n'est pas encore tout à fait normale, en ce sens que tout en s'appuyant sur toute la plante du pied, l'enfant soulève à chaque pas ses pieds ; en outre, du côté gauche, le bout du pied reste tourné en dedans.

§ XI. — Membres supérieurs.

Nous n'avons pas parlé des mouvements à imprimer aux membres supérieurs quand ils sont atteints. Qu'il nous suffise de dire que ces mouvements devront lutter contre l'attitude anormale que la contracture donne au membre et que l'on pourra de même faire faire au patient des exercices actifs d'éducation musculaire.

§ XII. — Traitement général.

Comme traitement général, on pourra, dans quelques cas exceptionnels et seulement d'une façon transitoire, donner des antispasmodiques (bromures, chloral, etc.).

On recommandera, en tous cas, la suppression dans l'alimentation des excitants, comme l'alcool, le thé, le café.

L'huile de foie de morue quand elle est bien supportée, le grand air et le soleil seront évidemment propices.

La balnéation chaude peu prolongée et renouvelée à des intervalles assez espacés (un bain par semaine, par exemple), paraît avoir une action sédative bienfaisante.

Remarque. — Il faudra ne pas négliger de rechercher et de supprimer les causes périphériques d'irritation (habitudes d'onanisme, phimosis, adhérences du prépuce), qui peuvent être l'une des causes des contractures des adducteurs de la cuisse ou des autres groupes musculaires.

Tel est dans son ensemble le traitement qui nous paraît donner les meilleurs résultats dans la maladie de Little. Nous pensons la guérison complète exceptionnelle, mais nous avons toujours constaté des améliorations très encourageantes dans un bon nombre de cas traités par cette méthode. Malheureusement on a dû renoncer à soigner des malades adultes qui se présentaient à la consultation et chez lesquels la rétraction musculaire, succédant à la contracture, avait amené des difformités que le traitement kinésithérapique, appliqué assez tôt, aurait évitées, nous en avons la persuasion.

Nous donnons après ces considérations générales plusieurs observations personnelles et nous en rapprochons une observation du professeur Wide, directeur de l'Institut orthopédique de l'Etat à Stockholm, et le résumé de quatre observations des docteurs Redard et Bezançon. Ces auteurs ont employé dans le traitement de la maladie de Little une méthode analogue à celle que nous préconisons.

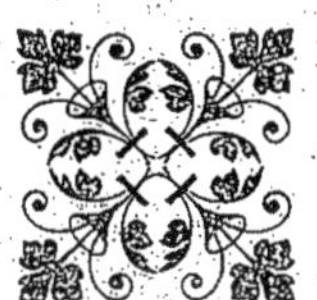

CHAPITRE II.

Observations

OBSERVATION I (Personnelle).

Marguerite L., 9 ans, se présente à la consultation de M. le docteur Douvrin, le 14 Novembre 1898. Cette enfant est née avant terme à la fin du 8me mois. C'est le 12me enfant de la même famille. Des 11 autres 4 sont morts : une fille née avant terme, à 7 mois, est morte 17 jours après la naissance. Les autres, nés à terme, sonts morts à 15 mois, 21 ans, 23 ans. Les enfants actuellement vivants sont bien portants, sauf une fille née la 11me avant terme, à 7 mois, et qui est atteinte de maladie de Little.

La malade qui fait l'objet de notre observation a été élevée au sein jusqu'à l'âge de 12 ou 13 mois. Vers l'âge de un an, les parents remarquent la raideur des membres inférieurs. L'enfant fait difficilement et tardivement ses premiers pas vers 2 ans 1/2. Les parents remarquent plus tard l'aggravation du mal avec les progrès de l'âge...

L'huile de foie de morue et des frictions de lie de vin constituent le seul traitement. Diverses interventions (ténotomie, interventions sur le squelette du pied) proposées ont été refusées par la famille.

Le 14 Novembre 1898. — La malade présente de la contracture en flexion des membres inférieurs. La flexion de la cuisse sur le bassin et de la jambe sur la cuisse est prononcée surtout à gauche et accompagnée d'adduction notable. Les pieds sont déformés en varus équin, le gauche surtout. Dans les essais de marche, les genoux se touchent et s'entrecroisent ; l'extrémité du pied gauche, tournée en dedans, heurte le talon droit à chaque pas.

Les membres supérieurs paraissent à peu près indemnes ; à peine y a-t-il un peu de maladresse des mains. Le reflexe patellaire est exagéré ; la sensibilité est normale. Il n'existe pas de troubles du côté de la vessie et du rectum. L'intelligence semble normale.

Le traitement que nous avons décrit est appliqué à la malade, d'abord par le chirurgien lui-même, pendant quelque temps, puis par les parents chez eux, d'après les indications du médecin traitant. Les recommandations concernant l'alimentation sont faites comme nous l'avons indiqué.

A noter que le redressement manuel des pied-bots a été suivi de l'application d'un appareil de contention renouvelé à intervalles peu espacés et remplacé ensuite par une simple bande dans l'intervalle séparant les séances de massage et de mobilisation.

Le 6 Février 1899. — Les parents reviennent à la consultation. Le résultat obtenu par le traitement de leur enfant, les ayant beaucoup satisfaits, ils amènent leur autre fille Angèle, âgée de 11 ans 1/2, nous demandant de la soigner pour la même maladie.

Le 28 Février 1899, nous revoyons Marguerite L. L'amélioration est très nette. La démarche est plus aisée ; les genoux ne se touchent, ni ne s'entrecoisent plus ; le pied droit est complètement redressé ; le pied gauche est encore très légèrement déformé. Dans la station debout et dans l'immobité, les deux talons touchent le sol. Dans la marche, le talon gauche seul ne touche pas complètement par terre, il reste soulevé à environ un centimètre du parquet. La contracture des adducteurs et des fléchisseurs est moins prononcée : les mouvements passifs s'exécutent sans grande résistance. Les mouvements actifs de flexion et d'extension sont assez faciles. L'endurance à la fatigue est beaucoup plus grande. L'enfant peut marcher un quart d'heure sans s'arrêter. Les parents nous disent avoir remarqué que les jambes ont grossi. L'enfant va en classe et a des succès scolaires très satisfaisants.

Depuis le 28 Février, nous avons eu plusieurs fois des nouvelles de notre malade. L'amélioration s'est notablement accentuée.

En Septembre 1899, les parents jugent son état tellement satisfaisant qu'ils n'amènent plus à la consultation que leur autre fille Angèle, en traitement pour la même affection.

OBSERVATION II (Personnelle).

Angèle X. de Dottignies (Belgique), sœur de la précédente, est présentée le 6 Février 1899 à la consultation de M. le docteur Douvrin. Elle est atteinte, comme sa sœur, de maladie de Little, avec déformations plus accentuées. Cette enfant, âgée de 11 ans 1/2, est née avant terme, à 7 mois. Flexion des cuisses sur le bassin et des jambes sur les cuisses. Les genoux, portés en dedans, frottent l'un contre l'autre et s'entrecroisent pendant la marche. Les pieds surtout sont très déformés, la pointe complètement tournée en dedans, la face plantaire regardant en arrière.

Dans la station et dans les essais de marche, c'est le bord dorsal externe qui repose sur le sol, comme en témoignent les photographies prises au moment de la consultation. On constate du reste sur ce bord dorsal externe, la présence de durillons. Les réflexes tendineux sont exagérés. Pas de troubles de la sensibilité ; pas de troubles du côté de la vessie et du rectum. La mimique est de nature à induire en erreur sur la qualité de l'intelligence, qui est normale.

Les membres supérieurs sont indemnes ou à peu près.

Le traitement décrit plus haut est appliqué. A noter comme particularités, la réduction manuelle des pieds-bots, avec claquement, le 8 Février et l'application d'un appareil de contention (attelle plantaire et deux attelles latérales).

Le 13 Février, massage, mouvements d'assouplissement et de redressement, réapplication de l'appareil de contention des pieds-bots ; application d'une attelle postérieure et d'une attelle latérale externe pour redresser la jambe sur la cuisse.

Le 17 Février, on renouvelle les mêmes manœuvres et appareils.

Le 27 Février, les appareils sont enlevés.

Le 28 Février, l'enfant est renvoyée chez elle ; les parents devront continuer eux-mêmes le traitement et revenir à la consultation toutes les 2, 3 ou 4 semaines.

Le 28 Septembre 1899, l'amélioration est considérable. L'enfant peut marcher sans aucun soutien. Dans la marche, les genoux ne se touchent, ni ne s'entrecroisent. Les pieds sont encore en partie déformés, mais la marche se fait sur la face plantaire et non plus sur la face dorsale. En somme, le résultat est très encourageant, ce qu'exprime la mère par ces mots : « Elle n'est plus à reconnaître ! »

OBSERVATION III (Personnelle).

H. D. 18 ans 1/2, se présente le 6 Février 1899 à la consultation de M. le docteur Salmon. Elle a deux frères plus âgés, bien portants, un autre frère est mort en bas âge. Née avant terme, à 7 mois, elle a marché très tard, mais ne peut donner une indication précise à ce point de vue. Avec les progrès de l'âge, la difficulté de la marche s'aggravait, jusqu'en Novembre 1897, époque à laquelle elle se soumit une première fois au traitement par le massage et la mobilisation, pendant un mois, trois séances par semaine. Après ce traitement, la déformation en flexion était moins prononcée, les pieds varus équin étaient redressés : le pied gauche presque complètement, le pied droit, en partie seulement. Quoique le traitement ait été alors interrompu, l'amélioration s'est maintenue et accentuée pendant quelque temps. On reprend le traitement, le 2 Février 1899. Au 1er Mars 1899, les membres sont moins contracturés qu'à l'arrivée, le pied droit est redressé presque complètement, l'adduction est moins prononcée, l'endurance à la marche, beaucoup plus grande. La jeune fille explique spontanément qu'elle n'a jamais marché aussi longtemps et avec si peu de fatigue : elle peut faire maintenant, avec ses bâtons, 1 ou 2 kilomètres ; avant son traitement, elle pouvait à peine traverser la rue.

OBSERVATION IV (Personnelle).

M. D., 9 ans 1/2, est présenté le 12 Septembre 1899 à la consultation de M. le docteur Chantrel. Cet enfant est né à terme difficilement et en état d'asphyxie avancée. Au bout d'un temps assez long, on a pu activer la fonction respiratoire grâce à la respiration artificielle et à des tractions rythmiques de la langue. Il est atteint de maladie de Little. Le traitement électrique, les bains, ont été essayés. La trépanation, proposée par un chirurgien, à été déconseillée par d'autres. Le massage et la mobilisation ont été conseillés il y a trois ans et appliqués peu énergiquement, cela va de soi, par la famille, qui a constaté une amélioration notable dans l'état de l'enfant. Actuellement, on constate la quadriplégie spasmodique. L'enfant n'a jamais pu marcher, même avec des soutiens. Il se déplace en progressant sur les genoux et sur la face dorsale du poignet, les mains fermées. Les essais de marche, l'enfant étant soutenu sous les bras, se font sur la pointe des pieds déviés en varus équin. on remarque que la jambe droite et le bras gauche sont plus contracturés que la jambe gauche et le bras droit. Depuis 3 ou 4 ans, l'enfant peut se servir du bras droit pour manger, boire, écrire, etc... Le facies n'est pas l'enseigne d'une intelligence très développée. La langue paraît épaisse, l'articulation des mots est lente et difficile, il y a de l'hésitation avant de parler.

Le traitement que nous avons décrit est appliqué. Les pieds sont facilement redressés et maintenus à chaque fois par une simple bande roulée dans le sens opposé à la déviation. Pour maintenir le pied redressé, on a soin de ramener 2 ou 3 fois la bande directement du bord externe du pied jusqu'à mi-mollet, de la maintenir tendue comme la corde d'un arc en appliquant le pouce à ce niveau et on la recouvre ensuite par des tours de bande. Pendant l'application de la bande, un aide maintient le redressement du pied. Le 9 Octobre, on constate une amélioration déjà sérieuse. La contracture a diminué, les manœuvres d'assouplissement, plus faciles, sont mieux supportées, tout en étant plus vigoureuses. La marche est possible au moyen de béquilles. On autorise ce mode de locomotion, en attendant que l'enfant puisse marcher avec des bâtons.

OBSERVATION V (Professeur Wide, in *Traité de gymnastique suédoise.)*

Tabes dorsal spasmodique. — Mouvements des jambes normaux jusqu'à l'âge de 6 ans, époque de la maladie. Les contractures s'établissent peu à peu dans les muscles des deux jambes ; au moment de l'examen, celles-ci étaient serrées fortement l'une contre l'autre, relevées vers le tronc, fléchies dans l'articulation des genoux, pieds varus équins.

Au bout de quelque temps de traitement, la malade pouvait exécuter quelques mouvements avec les jambes, principalement dans l'articulation des hanches, mais faiblement et d'une manière incomplète.

Incapable d'appuyer sur ses jambes, elle se traînait en avant à l'aide des bras.

Au bout de 3 mois, elle pouvait se maintenir sur les pieds.

Une année plus tard on lui fit porter, la nuit, un appareil orthopédique pour maintenir la rectitude des jambes et des pieds à angle droit.

Peu à peu, les contractures disparurent, la malade put rapprocher les genoux, exécuter des flexions et des extensions dans les hanches, les genoux et les pieds.

Actuellement, elle peut assez bien marcher ; lorsqu'elle est soutenue, elle se tient sur la plante des pieds, et peut s'asseoir lorsqu'elle est couchée.

L'amélioration s'avance graduellement et chaque fois que nous revoyons la malade, elle est en progrès.

OBSERVATION VI.

P. E., 7 ans 1/2 au début du traitement (1894), né avant terme (7 mois), convulsions répétées, strabisme alternant, intelligence légèrement en retard, un peu de chorée aux membres supérieurs ; raideur et flexion marquées aux membres inférieurs. Double section du tendon d'Achille (en 1894), qui supprime définitivement l'équinisme. Massage et mouvements pratiqués très longtemps, puis plâtre prenant les membres inférieurs. En Juin 1898, nous avons revu l'enfant : ses pieds sont bien, sauf un peu de valgus corrigé par les chaussures. Il y a un peu de contracture des adducteurs ; malgré cela l'enfant va à l'école et peut faire à pied 1 à 2 kilomètres.

OBSERVATION VII.

C. Henriette, 9 ans, habite la banlieue. Née à 6 mois, extrêmement chétive, a commencé à 2 ans 1/2 à marcher sur la pointe des pieds ; équinisme prononcé ; jambes et cuisses fléchies et rigides ; intelligence en retard ; bégaiement. Elle n'a subi jusqu'ici aucun traitement et ni la raideur, ni l'équinisme n'ont de tendance à diminuer ; les pieds sont froids et violets. En novembre 1896, section des deux tendons d'Achille ; double botte plâtrée que l'enfant garde quatre mois ; aussitôt après, massage, éducation musculaire. Six mois après la marche est possible, le dandinement est moindre ; en Février 1898, raideur très peu marquée ; la marche à grands pas est facile sans appareils ; l'enfant a pu aller à l'école et suivre ses classes. L'intelligence, en retard, s'est très améliorée.

OBSERVATION VIII.

Rose, 2 ans en 1894. Née à 6 mois, rigidité apparue très tôt, limitée aux membres inférieurs. Equinisme extrême, les essais de marche ne se font que sur la face dorsale des orteils, qui frotte sur le sol. Massages prolongés au Dispensaire, mouvements passifs répétés à domicile par la mère ; port d'appareils à tuteurs métalliques. Deux ans après, l'enfant va si bien qu'elle a pu faire quelques kilomètres à pied. En 1898, quoique le traitement ait été moins suivi à cause des occupations de la mère, l'enfant marche bien, va à l'école. La ténotomie ayant été refusée par les parents, un des talons ne pose pas tout à fait à terre, mais l'amélioration générale est manifeste.

OBSERVATION IX.

Enfant né à terme (après deux autres frères bien portants) ; accouchement très difficile, mort apparente pendant plusieurs heures, convulsions.

Contracture en flexion des deux membres inférieurs ; un peu de maladresse des mains. A l'âge de 5 ans, nous pratiquons sur lui la double section des tendons d'Achille (sans chloroforme), redressement des membres, grand appareil plâtré ; plus tard, massage prolongé plus d'un an, mouvements passifs et actifs ; éducation des muscles ; appareils à tuteurs métalliques pendant plusieurs mois. Résultat excellent : l'enfant, qui ne pouvait marcher, monte les étages sans peine, va et vient parfaitement ; l'intelligence est presque normale.

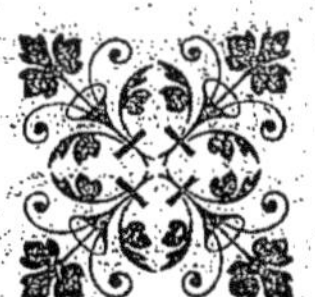

CONCLUSIONS

I. — La maladie de Little amène habituellement une infirmité, parce qu'on l'abandonne trop longtemps à son évolution spontanée. — Les ressources thérapeutiques les plus connues et les plus anciennement usitées n'ont pas donné de résultats suffisamment encourageants.

II. — Le massage et la mobilisation ont enrayé le processus morbide ; ils ont même restitué certaines fonctions motrices qui avaient paru définitivement perdues, tant aux membres supérieurs qu'aux membres inférieurs.

III. — Le traitement par la kinésithérapie ne peut procurer de véritables résultats qu'à trois conditions :

1° d'être suivi méthodiquement et pendant longtemps, parfois plusieurs années.

2° d'être conduit avec assiduité malgré quelques douleurs — et modifié au besoin selon les indications.

3° d'être complété par l'hydrothérapie, l'hygiène alimentaire, l'éducation appropriée et les diverses ressources du traitement général.

IV. — Les ténotomies devront être réservées pour les cas anciens et compliqués de rétractions scléreuses, qui sont au-dessus des ressources de la kinésithérapie.

Vu :

Le Président de la Thèse,
BRISSAUD.

Vu et permis d'imprimer :

Le Vice-Recteur de l'Académie de Paris,
GRÉARD.

Vu :

Le Doyen de la Faculté,
BROUARDEL.

TABLE DES MATIÈRES

CHAPITRE II

Imprimerie de Merville. — E. DOUVRIN, rue Croisée, 11.

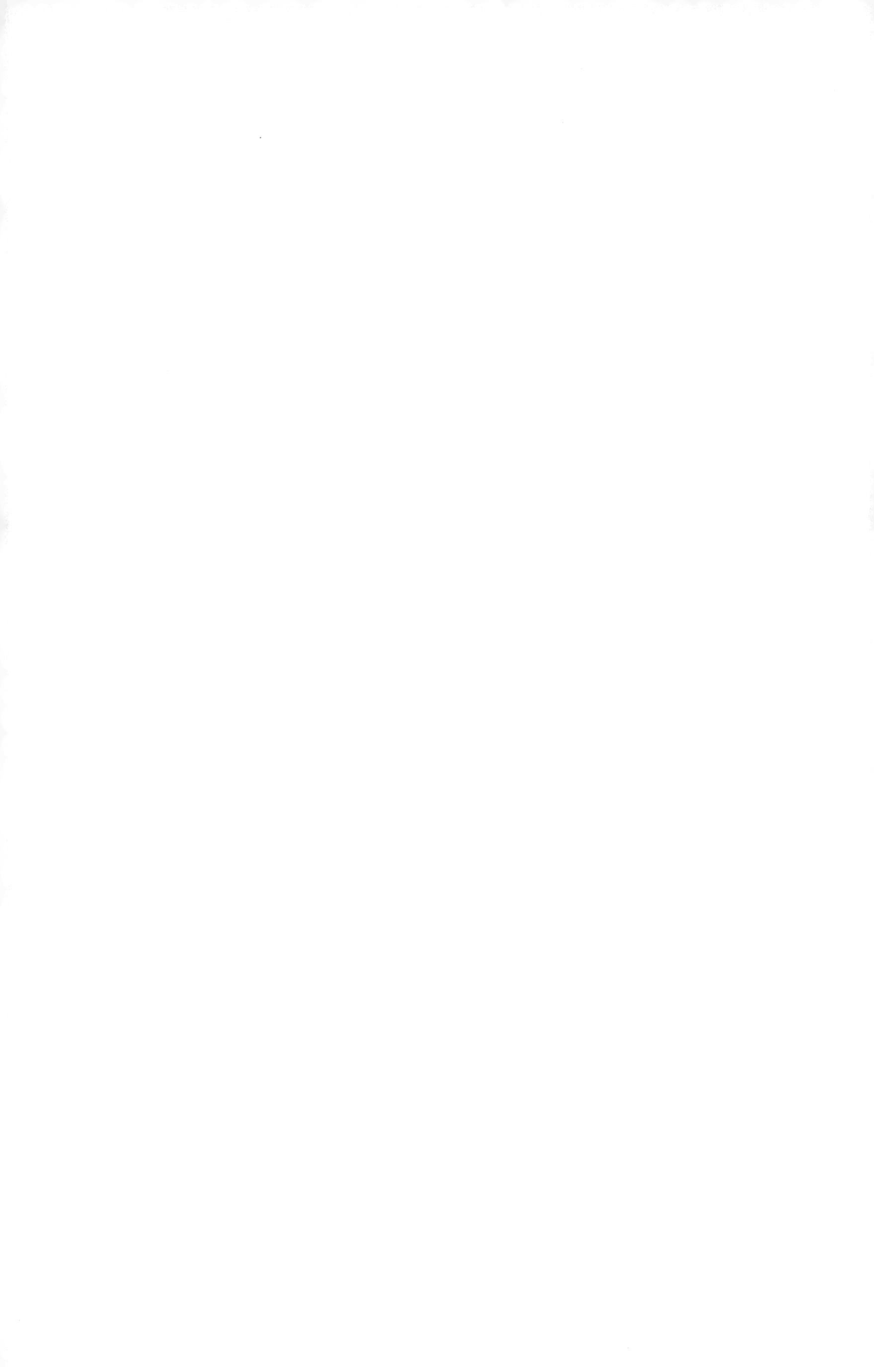

www.ingramcontent.com/pod-product-compliance
Ingram Content Group UK Ltd.
Pitfield, Milton Keynes, MK11 3LW, UK
UKHW020357250726
13967UKWH00005B/2343

9 782012 932296